AF451781

L'ACCOUCHEMENT

L'ACCOUCHEMENT

par

Le Dr HAYÈS

DEUXIÈME PARTIE

Prix : **25** centimes

PARIS

LIBRAIRIE DES PUBLICATIONS MODERNES

10, rue de la Grange-Batelière, 10

1891

L'ACCOUCHEMEMENT

CHAPITRE I

Expulsion de l'œuf — Accouchement proprement dit

Après avoir étudié, dans la première partie, la grossesse, ses signes, sa marche sa durée et son hygiène, nous nous occuperons dans cette deuxième partie de l'expulsion de l'œuf hors de l'organisme maternel, c'est-à-dire de l'*accouchement proprement dit.*

L'accouchement reçoit différentes dénominations, suivant qu'il a lieu pendant les six premiers mois (avortement) ou pendant les trois derniers, (accouchement prématuré). S'il a lieu juste à terme, c'est l'accouchement normal, accouchement à terme.

L'accouchement se fait en deux temps.

1º L'accouchement du fœtus;

2º L'accouchement des annexes (délivrance).

Il est dit *spontané* quand il est abandonné aux seules forces de la nature, et *artificiel* si l'intervention de l'accoucheur devient nécessaire.

Sous le nom de *travail*, on désigne les différentes modifications que subissent les organes génitaux pour provoquer la sortie du fœtus. Ces modifications consistent dans les contractions douloureuses de l'utérus, de la paroi abdominale et du vagin, dans l'ouverture consécutive du col, du vagin et de la vulve.

Contractions utérines. — Elles sont douloureuses, intermittentes, involontaires.

La douleur établit la différence entre les contractions utérines de la grossesse et celles du travail, la femme ne souffre en effet qu'au moment où commence l'accouchement.

L'intensité de la douleur varie avec les sujets ; elle est très variable, car il y a des femmes qui accouchent sans aucune douleur et pour lesquelles la défécation est plus pénible que l'accouchement.

A côté de ces femmes privilégiées, il en est qui souffrent le martyre pendant de longues heures et parfois pendant de longues journées.

Le caractère des douleurs varie suivant l'époque du travail. Pendant la période d'ouverture du col on a les douleurs *initiales* et les douleurs *préparantes*.

Les douleurs *initiales* sont comparées

par les femmes à des mouches qui enfonceraient douleureusement leurs pattes dans les flancs et dans les reins, ces douleurs se répètent toutes les 20 minutes et durent en moyenne 30 secondes.

Les douleurs *préparantes* sont plus vives, mais elles siègent aux mêmes points et s'irradient souvent le long des cuisses. Elles se répètent toutes les dix minutes et durent environ 60 secondes.

Pendant la période d'expulsion, les douleurs sont dites *expultrices* et *conquassantes*.

Les douleurs *expultrices* consistent dans des douleurs très fortes accompagnées d'un effort énergique. La femme éprouve le besoin de pousser à chaque contraction. Ces douleurs se répètent toutes les 5 minutes et durent environ 90 secondes.

Les douleurs *conquassantes* sont les douleurs expultrices terminales, dont l'intensité est augmentée à cause de l'énorme distension de la vulve au moment où passe la tête du fœtus. Elles sont presque continues.

La cause de ces douleurs est facile à comprendre. Chaque fois qu'un organe malade pourvu de fibres musculaires lisses se contracte, il se produit une douleur désignée sous le nom de colique. Colique intestinale pour l'intestin, hépatique pour les canaux biliaires, néphrétique pour les uretères, etc. Or, les douleurs de l'accouchement ne sont autre chose que des *coliques utérines*.

Tout l'utérus est douloureux pendant la contraction; utérine aussi, à ce moment la compression de l'abdomen et la palpation sont pénibles à la femme, le toucher est également pénible quand le doigt de l'accoucheur vient heurter l'orifice externe de l'utérus.

En général, la douleur disparaît dans l'intervalle des contractions. Il n'est cependant pas très rare de la voir presque continue quand ces contractions sont très répétées ou très énergiques.

Les contractions utérines ne sont pas soumises à la volonté, et cela bien heureusement, car, sans cette sage précaution de la nature, beaucoup de femmes n'accoucheraient jamais.

Il n'en est pas de même de la contraction des muscles de l'abdomen qui est sous la dépendance de la volonté. Cette contraction survient à une période avancée du travail, quand la dilatation de l'orifice utérin est complète. Pendant une contraction de l'utérus, on observe quelquefois 3, 4 et même 5 contractions abdominales. Certaines femmes savent retarder ou avancer le moment de leur délivrance en réglant l'intensité de ces contractions et efforts expulsifs.

Avant de passer à l'ouverture des orifices, nous pouvons nous entretenir un instant au sujet des saints et saintes invoqués dans les accouchements pour abréger le travail et la douleur.

Je résumerai, à ce propos, le plus brièvement possible, quelques pages intéressantes de l'ouvrage remarquable de Witkowski, sur l'histoire des accouchements.

La Lucine, la Diane des catholiques apostoliques et romains, c'est *sainte Marguerite*. Voici son histoire : née à Antioche, de parents païens et sans délicatesse, elle fut cependant, on ne sait trop comment, aimée du préfet Olibrius, autre païen aussi laid que méchant. La figure d'Olibrius déplut-elle à Marguerite, ou son caractère ou son idolâtrie? Bref, elle repoussa ses hommages. Fureur du vilain personnage qui commence par faire rouer de coups, déchirer de verges l'objet de sa flamme; poliment il renouvelle ensuite sa demande. La jeune fille trouve naturellement Olibrius plus repoussant que jamais. Ce préfet à poigne l'envoie aussitôt en prison.

Le lendemain, gracieusetés nouvelles, refus nouveau. Enfin Marguerite eut la tête tranchée. Avant d'être exécutée, elle demanda à Dieu, entre autres grâces, d'avoir, après sa mort, le privilège de protéger les femmes en mal d'enfant.

La conduite de sainte Marguerite témoigne d'une furieuse antipathie pour le mariage. Il peut donc paraître singulier que les femmes enceintes l'aient choisie pour leur patronne et aillent, le 20 juillet, demander dans ses chapelles une heureuse délivrance. Cette contradiction que nous retrouvons du reste chez les anciens à l'égard de Diane, avait déjà frappé le théologien Thiers ; dans son *Traité des superstitions*, il fait observer avec juste raison qu'il serait plus rationnel et plus conforme à l'esprit de l'Eglise de s'adresser à la Sainte Vierge pour obtenir un heureux accouchement, d'abord parce qu'elle a prêché d'exemple en mettant un enfant au monde, et de plus parce qu'à la purification des femmes après leurs couches, l'Eglise reconnaît que c'est la Sainte Vierge qui a changé en joie les douleurs de l'enfantement. Il serait possible cependant de trouver l'o-

rigine des attributions dévolues à sainte
Marguerite dans un détail de sa légende.
Tandis que, par ordre de l'affreux Olibrius, elle gisait plongée dans un cachot
hideux, le diable lui apparut; il avait
revêtu la forme d'un épouvantable dragon, ouvrant une gueule immense, il
avale la prisonnière, mais avec tant de
ménagements, avec tant de gloutonnerie
peut-être, qu'au moyen d'un simple signe
de croix, la sainte est expulsée du ventre
de la bête. Puisse mon fruit, pensaient
sans doute les bonnes femmes, sortir de
nos entrailles avec autant d'aise que vous
êtes sortie de celles du dragon, ô grande
sainte Marguerite ! Qui peut le plus peut
le moins : vous n'avez pas été arrêtée par
les dents du diable, et, vous le savez,
l'innocent pour qui je vous supplie n'a
rien de tel à franchir. La légende ajoutait
qu'après s'être si prestement échappée,
sainte Marguerite sauta sur le dos du
monstre, l'étrilla d'importance et le
renvoya à Dieu assommé. Les bonnes

femmes n'allaient sans doute pas jusque
là dans la comparaison qu'elles éta-
blissaient entre la sainte et l'enfant
qu'elles attendaient. Les Jacobins de
Poitiers possédaient une de ses côtes
qui avait la vertu de faciliter les accouchements. On la vola au xvi⁰ siècle.

La ceinture de cette sainte avait le
même pouvoir ; elle existait encore en
1789, dans l'église de Saint-Germain-des-
Prés et elle y était exposée à la vénération
des fidèles. Moyennant une certaine
redevance, les bénédictins en ceignaient
les femmes enceintes et leur promettaient
une heureuse délivrance.

Les reines et les impératrices de
France avaient une pieuse croyance au
privilège attribué à sainte Marguerite,
et ses reliques jouaient toujours un rôle
important à la naissance des princes ou
princesses du sang. Marie de Médicis eut
recours à ces saintes reliques ; mais elle
ne paraît pas avoir eu beaucoup à s'en
louer, si l'on en croit Louise Bourgeois

qui l'accoucha. « La colique travailloit plus la Reyne que le mal d'enfant, et mesme l'empeschoit. Les reliques de madame sainte Marguerite estoient sur une table dans la chambre, et deux religieux de Saint-Germain-des-Prés qui pryoient Dieu sans cesser. Le mal dura vingt-deux heures. » C'est-à-dire le double d'une couche normale. Ce qui n'empêcha pas la Reine de faire don à l'église de l'abbaye, en action de grâce d'avoir mis heureusement au monde Louis XIII, une statue d'argent représentant sainte Marguerite.

Dom Jacques Bouillart, dans son *Histoire de l'abbaye royale de Saint-Germain-des-Prés*, rapporte deux faits relatifs aux premières grossesses de Marie-Thérèse d'Autriche, femme de Louis XIV, et de Marie-Victoire de Bavière, femme du Grand-Dauphin : « Le vingtième juillet 1661 est remarquable par une cérémonie qui se fit dans l'église de l'Abbaye. La Reine, qui étoit

pour lors enceinte. donna des marques
de sa piété et de sa dévotion envers
sainte Marguerite par l'offrande qu'elle
fit du pain bénit le jour de sa fête. Elle
ne put le présenter elle-même, parce
qu'elle étoit à Fontainebleau ; mais elle
y suppléa par trois de ses aumôniers qui
vinrent le présenter à l'église au son des
trompettes et des tambours du Roy. Les
aumôniers furent reçus à la porte de
l'église et conduits dans le sanctuaire où
ils restèrent jusqu'à l'offertoire. Ils des-
cendirent pour lors au bas de la nef où
l'on avoit préparé six grands pains ornez
de banderolles de taffetas rouge aux
armes du Roy et de la Reine. Lorsqu'il
fallut aller à l'offrande, les trois aumôniers précédés de quelques suisses mar-
chaient les premiers ; puis, quatre tambours et quatre trompettes et en dernier
lieu douze suisses portant six brancards
sur lesquels étoient les pains bénits. Le
premier aumônier présenta le cierge,
baisa la paix avant les autres et la béné-

diction des pains étant finie, ils s'en retournèrent avec la même cérémonie.

» Le seizième octobre suivant, le P. Prieur de Saint-Germain eut ordre du Roy de porter à Fontainebleau les reliques de sainte Marguerite pour satisfaire à la dévotion de la Reine, qui les demandait et était proche de son terme. Le P. Prieur obéit aussitôt, mais avant son départ, il ordonna par un mandement des prières publiques pour sa Majesté, avec l'exposition du Saint-Sacrement dans toutes les églises du faubourg ; ce qui dura jusqu'au premier de novembre que la Reine mit au monde un dauphin qui fut ondoyé aussitôt.

» Vers le milieu de juillet 1682, madame la Dauphine qui était enceinte et prête d'accoucher, fit écrire au Prieur de l'abbaye qu'elle souhaitait avoir auprès d'elle les reliques de sainte Marguerite, pour obtenir par son intercession une heureuse délivrance. Elle rendit même le pain bénit par un de ses aumôniers, le vingtième juillet, fête de la sainte, et le sixième août, elle mit au monde le prince Monseigneur Louis, duc de Bourgogne. Le 26 novembre suivant, madame la Dauphine vint à l'église pour faire ses dévotions à la chapelle de sainte Marguerite. Elle fut reçue à la porte de l'église par toute la communauté revêtue en chapes, le Père général, Dom Benoît Brachet, portant la parole, et après lui avoir présenté la vraie croix à baiser et donné de l'eau bénite, les religieux chantèrent un répons pendant lequel elle fut conduite sous un dais dans le sanctuaire où la châsse de saint Germain était exposée. Elle se mit à genoux sur l'oratoire, et après ses prières, elle alla faire ses dévotions à la chapelle de sainte Marguerite, dont elle baisa les reliques ; puis elle remonta en carrosse. »

L'impératrice Eugénie de Montijo, lors de la naissance du prince impérial eut aussi sous la main les reliques de notre sainte, mais la vertu de ces ossements s'était-elle affaiblie avec le temps ? ou bien, la foi de la parturiente laissait-elle à désirer ? Paul Dubois, l'accoucheur, dut recourir à son forceps.

Comme il n'est pas permis à tout le monde d'avoir à sa disposition les reliques de la Lucine française, il suffit d'une oraison pour s'attirer les bonnes grâces de la sainte matrone. Il existe plusieurs spécimens de ces prières.

L'oraison suivante se trouve dans un opuscule du XVIIe siècle :

ORAISON A SAINTE MARGUERITE

VIERGE ET MARTYRE

Pour les femmes qui sont dans les douleurs de l'enfantement.

Sainte Vierge et Martyre dont la pureté inviolable n'a jamais pu estre ébranlée par les trompeuses caresses, ni par les tourmens les plus cruels des bourreaux et des tyrans, vous avez esté si agréable aux yeux de votre divin Epoux, qu'il a bien voulu dans vos derniers supplices, vous accorder la prière que vous luy avez faite, de soulager les personnes affligées qui, avec une vraie foy, invoqueraient par vos mérites son saint nom. O invincible martyre, donnez-moy, je vous prie, des effets de votre bonté dans l'heureuse délivrance du fruit que je porte ; faites, s'il vous plaist, paroistre par la conservation de la mère et de l'enfant que vous me secourez ; et, quoiqu'une telle faveur ne puisse estre dignement reconnue, je fais néanmoins, en témoignage d'une juste reconnaissance, un ferme propos d'offrir incessamment cette petite créature au service de Dieu, et de vous rendre toute ma vie des actions de grâce d'un si grand bienfait.

Ainsi soit-il.

Cette oraison est suivie de litanies qui contiennent, entre autres vocables, ceux qui se rapportent à la spécialité de la sainte :

L'espérance des femmes enceintes, priez pour nous ; L'aide des accouchées, priez pour nous : Le souhait des sages-femmes, priez pour nous ; Le soulagement des petits enfants, priez pour nous ; L'assistance du lit nuptial, priez pour nous.

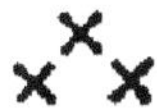

Après sainte Marguerite vient Notre-Dame de Mont-Serrat. C'était une fille du premier comte de Barcelone ; elle se trouva possédée du diable et fut conduite à l'ermite Jean Guérin ; le saint homme l'exorcisa, puis la viola et l'égorgea.

La Sainte-Vierge sauva la pieuse fille et la conserva vivante au sein de la terre, dans le lieu même où l'avait enterrée l'assassin. Le repentir de Jean Guérin ayant fait découvrir le miracle, on bâtit un couvent de nonnes sur l'emplacement, l'exhumée fut abbesse du nouveau monastère et frère Jean Guérin, que le plus débonnaire de nos jurys n'aurait pas hésité à faire bénéficier de l'article 302 du code pénal, en fut le directeur et le confesseur; dans la suite on le canonisa. Ce couvent fut bientôt le gîte de Notre-Dame trouvée dans les environs; l'image devint fameuse dans toute l'Espagne, ressuscitant les petits garçons tombés dans les puits, faisant repousser les nez mangés par les cochons, accomplissant nombre d'œuvres dignes d'admiration et de foi. Elle ne semble pas non plus avoir été inutile aux femmes enceintes. La première abbesse ayant été victime du viol, était-ce en souvenir de cet acte, dont une grossesse fut peut-être le résultat? En souvenir des mérites du frère Guérin dans sa jeunesse? Nous ne savons, mais voici ce que raconte Collin de Plancy au tome second de son histoire critique des reliques et des images miraculeuses.

Une femme qui avait fait trois fausses couches, promit à N.-D. du Mont-Serrat que, si elle avait un enfant, elle le dévouerait au service de la Vierge. Peu de jours après, elle fut enceinte pour la quatrième fois, elle accoucha d'un enfant qui mourut et fut enterré. Lorsque les douleurs de l'enfantement furent apaisées et qu'elle eut repris ses sens, cette mère demanda à voir son fils. On lui dit qu'il était mort. — Qu'on me l'apporte cependant, répliqua-t-elle ; je veux le voir. Elle fit tant d'instances qu'on exhuma le petit enfant et qu'on le lui mit entre les mains. Elle pleura, elle reprocha à la Sainte Vierge de n'avoir pas protégé un enfant destiné au service des autels ; et à l'instant, ô prodige ! l'enfant se ranima, cria et se mit à téter.

D'autres Notre-Dame se partagent avec leur camarade de Mont-Serrat, la fonction de conduire au jour par une voie facile les jeunes chrétiens qui aspirent à naître.

Le Mont-Serrat est trop loin ; qu'on aille le lundi de Pâques à Domfront ;

mais en Normandie, rien pour rien ; il ne faut garder de linge que la quantité suffisante pour le moment critique, en faire un paquet qu'on offrira à Notre-Dame de l'Habit, dans son sanctuaire. Au neuvième mois se manifeste la reconnaissance de Notre-Dame ; mais, comme elle est Normande, il n'est pas inutile d'envoyer qu'rir la sage-femme ou l'accoucheur.

Notre-Dame de Chartres est également considérée depuis des siècles comme une patronne des femmes enceintes. Elle passe aussi pour guérir la stérilité. Henri III lui fit de nombreux pélerinages pour obtenir un héritier. Un jour il y vint à pied de Paris avec la reine. Mais ce fut en vain que ces royaux épidermes se frottèrent contre les cailloux du chemin.

Les faveurs que Notre-Dame-de-Liesse accorde en pareille circonstance semblaient plus efficace, puisqu'elles agissent même quand elles sont demandées par un intermédiaire. C'est ainsi que son altesse royale, madame la duchesse de

Berry se rendit à Notre-Dame-de-Liesse, le 23 mai 1821, pour remercier la Vierge de la naissance du duc de Bordeaux et remplir le vœu qu'avait fait à Liesse madame de Bembelles au nom de la princesse.

Sainte Brigitte et sainte Honorine possèdent des vertus semblables. A Rome on touche la robe de sainte Brigitte, et à Conflans on vend des jarretières auxquelles la châsse de la sainte Honorine a communiqué ses vertus obstétricales.

Il y a encore sainte Livrade. Elle est, dit-on, la fille d'un roi mal servi par le Dieu des batailles, et elle fut offerte comme gage de paix par le monarque battu à son vainqueur. La jeune fille, frémissant à l'idée du mariage qui va s'accomplir, supplie le ciel de lui venir en aide. Le ciel a entendu sa voix. Une barbe de sapeur garnit tout à coup son doux menton. Stupeur du prétendu : Tout est rompu, beau-père ! Sur ce, fureur du chef de famille, qui ne trouvan plus d'autre moyen de se débarrasser de sa fille, la fait crucifier. Certes, Livrade est à plaindre d'avoir subi un sort aussi cruel, mais nous ne voyons pas bien pourquoi les femmes en travail invoquent cette sainte à barbe, concurremment à ses collègues du paradis, Brigitte et Honorine.

A quatre lieues de Namur dans l'église d'Oignies, la vieille chemise de laine de Marie d'Oignies est toute puissante pour les accouchements,

Les femmes s'adressent aussi aux saints, remontant ainsi dans leurs souffrances au sexe qui en est le premier auteur. Je citerai seulement les principaux :

Saint Oyan,
Saint Christophe,
Saint Hyacinthe,
Saint Greluchon,
Saint Rémond,

Saint Ignace de Loyola,
Saint André et Saint Dominique,
Saint Bonaventure, etc.

Witkowski dit avoir accouché une femme de bonne famille qui invoquait saint André d'une façon bien singulière et qui ne cessait de répéter pendant toute la durée du travail cette bizarre prière : O mon bon saint André, faites qu'il ne me fasse pas plus de mal pour sortir qu'il ne m'en a fait pour entrer !

Pour abréger les douleurs, il y a encore une quantité de reliques tels que :

Les Agnus Dei, médaillon en cire blanche.

La Sainte Chemise que Marie portait lorsqu'elle mit au monde Notre Seigneur.

L'anneau de la Vierge.

La ceinture, etc.

Reprenons maintenant l'étude des phénomènes maternels, et après nous être étendu aussi longuement sur les contractions douloureuses et les saints et les saintes qui les conjurent, examinons ensemble les phénomènes qui se passent au moment de l'ouverture des orifices.

1º Ouverture du col.

Par l'influence des contractions intérieures, le col s'ouvre pour livrer passage au fœtus.

D'abord a lieu l'effacement du col qui s'évase par sa partie supérieure, il disparaît, il y a fusion des deux cavités du corps et du col.

L'effacement se fait donc en hauteur. C'est un phénomène du travail, car, tout en admettant que l'effacement peut avoir lieu exceptionnellement pendant les derniers temps de la grossesse, le non effacement doit être considéré comme la règle. Ce n'est en effet que dans les cas de gros esse gémellaire et de gros fœtus que l'on constate l'effacement du col pendant la grossesse.

A la période d'effacement succède celle de la dilatation, car on ne peut donner le nom de dilatation à l'ouverture de l'orifice utérin que lorsque l'effacement est complet.

Quand le fœtus est poussé trop violemment par les contractions, il se produit parfois de véritables effractions qui forment soit une simple fente, soit une lanière, soit une boutonnière.

Ouverture du vagin et de la vulve. — Le vagin, dont la vulve constitue l'orifice extérieur, n'oppose par lui-même qu'une faible résistance à la progression du fœtus, seul l'hymen peut chez quelques primipares causer un certain obstacle.

Pour permettre l'ouverture du vagin et de la vulve, l'utérus cède par l'effort, se contracte, il pousse la tête du fœtus dans le canal vaginal dont la direction est perpendiculaire à l'axe de l'utérus, de sorte que la tête fœtale tend à défoncer le périnée; mais, ce dernier est rétractile et réagit contre cette poussée venue de l'utérus, et la tête du fœtus est ainsi dirigée vers la vulve. La progression continue, l'anus s'entrouve de plus en plus, il mesure de 2 à 4 centimètres de diamètre et laisse voir la muqueuse rectale.

A ce moment la tête apparaît à la vulve, puis rentre dans l'intervalle des contractions. A chaque nouvelle contraction, la tête avance un peu plus et dilate l'orifice vulvaire. Enfin la tête sort en distendant le périnée au maximum et l'entraînant en avant.

Aussitôt que la partie la plus volumineuse de la tête est passée, le périnée revient en arrière, découvrant ainsi la partie fœtale. Alors est terminée la première partie de l'accouchement. L'un des ovoïdes est sorti, et l'autre va s'échapper par un mécanisme analogue. La porte du périnée a été ouverte de force par le premier ovoïde, de telle sorte que le passage du second se fera avec une facilité relative.

Une des complications les plus fréquentes de l'accouchement est constituée par la plaie de la vulve et du périnée qui sont pour ainsi dire la règle, car sur 100 cas, M. Auvard n'a trouvé la vulve intacte que 5 fois. Les déchirures vulvaires exposent à ces deux accidents importants : d'une part, l'hémorragie au moment de l'accouchement, surtout quand une artériole ou une varice ont été atteintes.

Ces plaies bien soignées se réunissent au périnée le plus souvent par première intention, et à la partie latéro-supérieure de la vulve, tantôt par première, tantôt et plus volontiers par seconde intention.

Poche des eaux. — Elle est formée par la partie des membranes de l'œuf mise à nu au moment de l'ouverture de l'orifice utérin. Elle se présente sous des formes différentes. Elle est plate quand il n'y a qu'une mince couche de liquide interposée entre le fœtus et les membranes.

Plus souvent elle est saillante, et suivant le degré de saillie, elle a la forme d'une poche hémisphérique qui devient ellipsoïde si l'orifice utérin est ovale au lieu d'être circulaire.

On la voit aussi sous la forme d'un boudin ou d'une poire.

La poche des eaux est lisse quand elle est formée aux dépens d'une partie des membranes éloignées du placenta, mais elle devient de plus en plus inégale à mesure que cette partie de la membrane est plus rapprochée du placenta.

Les membranes sont perméables, de sorte qu'au toucher on sent toujours une humidité très accentuée.

Au moment donné, ces membranes se rompent, l'œuf est ouvert, et il s'écoule du liquide. La rupture des membranes se fait de deux façons : en bloc ou l'une après l'autre. La rupture successive est la plus fréquente (54 fois sur 100). Il est plus rare de voir les trois membranes se rompre au même niveau (46 fois sur 100) *Auvard.*

Voici ce qui se passe dans la rupture successive. Le col s'ouvrant et livrant passage à l'œuf, la partie des membranes qui descend la première et qui constitue la poche des eaux subit une distension notable, la caduque, qui est la membrane la plus superficielle, se rompt bientôt laissant à découvert une partie du chorion, qui se distend grâce à son élasticité ; mais, comme il est adhérent à la caduque il est par conséquent empêché de descendre et finit par se rompre.

L'amnios reste donc seul pour constituer la poche des eaux, mais ce n'est que, pour un temps assez court, parce que dès que le glissement de la membrane, interrompu par une cause quelconque, adhérence, compression entre le fœtus et la paroi inféro-vaginale, etc., cette troisième membrane se rompt à son tour, laissant écouler le liquide amniotique. C'est par cette ouverture agrandie par lui-même que le fœtus s'échappera.

Le siège de la rupture est variable, et elle peut avoir lieu avant le travail, pendant le travail ou après.

Il existe des cas très rares, il est vrai, où la rupture prématurée a eu lieu de 30 à 50 jours avant le travail.

La rupture retardée est assez rare.

Enfin, sauf exception, la rupture de la poche des eaux est d'autant plus favorable à l'accouchement qu'elle est plus tardive, parce que le fœtus a des risques moins grands à courir et que cette poche remplie de liquide facilite la dilatation des organes.

Cette poche se rompt avec fracas ou très silencieusement et suivant la quantité d'eau qui peut librement sortir.

Glaires. — Les glaires sont formées par

le produit du suintement à travers les membranes de la poche ; ce produit liquide entraîne avec lui toutes les mucosités qu'il rencontre le long du vagin et de la vulve. Ces glaires sont généralement jaune-citron, parfois striées de sang au début de l'accouchement (la femme marque, comme on dit vulgairement, pour exprimer le début du travail).

En résumé, les glaires indiquent le commencement du travail, car avec un vagin sec on peut, en général, être certain que le travail n'est pas commencé.

Mécanisme de l'acccouchement. — En général, l'accouchement se fait en six temps :

1º L'amoindrissement ;
2º L'engagement de la partie du fœtus qui se présente ;
3º La rotation interne ;
4º Le dégagement du premier ovoïde ;

5º Une nouvelle rotation mais externe cette fois ;

6º Enfin le dégagement du deuxième ovoïde.

L'amoindrissement de la tête se fait par tassement, et ce tassement s'opère par la dépression des os, et leur chevauchement l'un sur l'autre, ce qui donne lieu à la déformation de la tête. L'inclinaison du diamètre joue un rôle plus important dans l'amoindrissement, elle se fait par flexion et par inclinaison latérale. La flexion s'accentue de plus en plus, à mesure que la tête descend dans le bassin osseux.

L'engagement est la descente du fœtus au détroit moyen; pendant ce temps la partie fœtale franchit le défilé osseux. Cet engagement a lieu pendant la grossesse, sous l'influence de la paroi abdominale et des muscles utéro-pelviens. Chez les primipares l'engagement se produit souvent dans les trois premiers mois de la grossesse, tandis que chez les multipares, il n'a souvent lieu qu'une quinzaine de jours avant l'accouchement.

L'engagement n'est pas toujours permanent, parfois la partie fœtale remonte après une descente momentanée.

Rotation interne. — Dans sa descente, la tête du fœtus se place transversalement au détroit supérieur, obliquement dans l'excavation et directe au détroit moyen ; c'est ainsi qu'elle s'accommode aux dimensions de la filière pelvienne.

Dégagement. — Nous avons vu que l'engagement était caractérisé par la flexion de la tête et par la traversée du bassin osseux. Le dégagement, au contraire, est caractérisé par la déflexion de la tête et par la traversée du bassin musculaire.

Quand la tête arrive à la vulve, elle vient placer sous la symphise pubienne son sillon occipital cervical, et à partir de ce moment, elle accomplit autour de ce sillon un mouvement de charnière qui fait voir successivement en avant de la fourchette, le nez, la bouche et le menton.

Aussitôt le dégagement terminé, la tête qui n'est plus soutenue par le périnée, tombe en se fléchissant; la face dans ce moment se rapproche de l'anus, comme si le fœtus voulait le regarder.

Rotation externe. — Après le dégagement, la tête fœtale, sous l'influence des contractions, subit un mouvement de rotation externe qui n'est que la manifestation externe de la rotation intérieure des épaules qui tournent comme la tête en descendant.

Dégagement du tronc. — Enfin, le tronc se dégage petit à petit de la vulve. L'épaule antérieure vient se cacher derrière la symphise, l'épaule postérieure se dégage la première de la vulve, et après sa sortie l'épaule antérieure se dégage à son tour.

L'abdomen se dégage sans difficulté, en raison de sa mollesse et de sa dépressibilité.

Finalement le siège se dégage aisément et quelquefois même brusquement au travers des voies maternelles largement ouvertes. Tel est le mécanisme ordinaire. Il peut se présenter des irrégularités de mécanisme à chacun des temps de l'accouchement.

D'abord le tassement peut être entravé lorsque l'ossification est trop complète, et la flexion de la tête peut être insuffisante; dans ce cas, l'amoindrissement n'est pas ce qu'il doit être, et l'accouchement est rendu plus difficile.

L'engagement peut être tardif à cause

de la laxité de la paroi abdominale, usée pour ainsi dire par des grossesses antérie res.

Enfin, le mouvement de rotation interne peut se faire trop tôt ou trop tard, par exemple l'occiput ne tourne en avant que lorsque la tête arrive au voisinage de la vulve. La principale anomalie de ce temps de l'accouchement est la rotation de l'occiput en arrière.

Le dégagement de la tête ne doit pas être trop lent, sans quoi la vie du fœtus est exposée, et s'il est trop rapide, il occasionne des déchirures du périnée.

La rotation externe est parfois nulle, les épaules se dégagent transversalement à la vulve quand le fœtus est trop petit. Elle peut se faire aussi en sens contraire, et cette anomalie est due à un excès de rotation des épaules pendant le dégagement de la tête.

Influence de l'accouchement sur la

mère et sur l'enfant. — Il existe souvent un état d'inquiétude très marqué, parfois un véritable délire passager et sans aucune importance. La femme se plaint de crampes fréquentes dans les membres inférieurs. Il y a une légère élévation de la température, mais pas de fièvre. La respiration est accélérée et entrecoupée par les cris et les plaintes. Les vomissements sont fréquents pendant le travail, on dirait que les contractions intérieures provoquent des contractions de l'estomac. Quelquefois même, le travail commence par une véritable indigestion.

Chez l'enfant, l'influence la plus intéressante consiste dans les diverses déformations qu'il produit, telles que la bosse sanguine, qui se forme sur la partie fœtale laissée à nu par la dilatation du col utérin. Cette bosse est due à une infiltration séro-sanguine dans le tissu cellulaire sous-cutané. En trois ou quatre jours, la bosse sanguine disparaît et ne demande aucun traitement spécial.

Le squelette n'est ordinairement modifié qu'au niveau de la tête, les pariétaux cheminent l'un sur l'autre, l'occiput et les frontaux s'enfoncent sous les pariétaux.

Causes de l'accouchement. — Quand une locomotive se met en marche, dit M. Auvard, il y a deux causes à son départ : l'une est la vapeur qui, pressant le piston fait marcher les roues (cause efficiente), l'autre, le mécanicien, qui ouvre à la vapeur l'accès du corps de pompe (cause déterminante).

Il en est de même de l'accouchement.

La cause efficiente de la naissance de l'enfant est la contraction utérine, aidée par celle de l'abdomen. Le fœtus, en effet, est absolument passif et ne sort pas de l'utérus comme le poulet de sa coque.

Quant à la cause déterminante, les

avis sont très partagés. On a mis en cause tour à tour le fœtus, les membranes et l'utérus. Toutes ces théories peuvent expliquer l'apparition du travail, mais aucune d'elles ne peut démontrer pourquoi ce travail se produit régulièrement au terme normal de la grossesse, c'est-à-dire à la fin du neuvième mois. De telle sorte que nous ne sommes pas plus avancés qu'au temps du médecin arabe Avicesne (980-1057), et comme lui, nous ne pouvons que répéter cette parole : « *Au temps voulu, l'accouchement se fait par la grâce de Dieu* ».

Durée de l'accouchement. — Ce temps est très variable, on peut cependant le fixer en prenant pour point de départ les premières douleurs sérieuses, et non les coliques légères qui précèdent, et qui durent parfois deux ou trois heures et même davantage.

Les accouchements antérieurs peuvent

renseigner sur la rapidité des ultérieurs, car la durée de l'accouchement reste proportionnellement semblable chez la même femme.

Chez les primipares, la moyenne est d'une demi-journée (12 heures), et 6 heures seulement chez les multipares.

Conduite à tenir pendant l'accouchement. — La chambre devra être maintenue à une bonne température, 18° environ, afin d'éviter les refroidissements auxquels est exposée la femme découverte.

Autrefois on préparait un lit spécial appelé *lit de misère*, mais aujourd'hui on reconnaît l'inutilité de cette méthode, et le lit ordinaire, garni comme il convient, est préférable pour l'accouchement.

On place sur le drap recouvrant le matelas une toile cirée ayant la largeur du lit; au-dessus, un drap plié en deux ou en quatre; puis un nouvel imperméable, toile cirée ou papier goudronné. Enfin un autre drap plié aussi en deux ou en quatre, comme le précédent.

On enlèvera la première garniture après la délivrance.

Un injecteur vaginal est indispensable. Le plus simple est le meilleur. Un bassin de malade en faïence est également indispensable pour glisser sous le siège de la patiente, afin de recueillir les liquides des lavages de la vulve et du vagin, et aussi pour la miction et la défécation pendant les suites de couches. On devra se procurer un kilogramme de coton hydrophile pour la toilette, au lieu d'éponge, et pour appliquer sur la vulve après la délivrance.

Le médecin aura prescrit par précaution, quinze jours ou un mois avant l'accouchement, les liqueurs antiseptiques nécessaires pour lavages de ses instruments, de ses mains et pour les injections. Il aura prescrit aussi de la vaseline boriquée pour pratiquer le toucher, et du chloroforme en cas de besoin pour anesthésier.

On veillera aussi à ce que la layette contenant tous les vêtements nécessaires pour le nouveau-né soit à proximité. On y ajoutera deux bandes, l'une de toile, l'autre de flanelle, ainsi qu'une petite pièce de vieille toile destinée au pansement du cordon.

Enfin, une grande cuvette ou une petite baignoire sera disposée pour laver l'enfant après la naissance.

Soins à donner pendant la période d'ouverture du col. — Afin que le rectum soit libre pendant la période suivante (période d'expulsion), on administrera au début du travail, un lavement simple ou à la glycérine.

Toutes les 3 ou 4 heures, on savonnera la vulve et on la lavera avec une solution au sublimé à 1 gramme pour 4 litres ; on fera suivre ce lavage d'une injection vaginale avec le même liquide. Cette toilette génitale doit être faite par l'accoucheur lui-même, car c'est de l'asepsie des organes génitaux que dépend la marche normale du postpartum, et ces lavages avant l'accouchement sont beaucoup plus importants que ceux pratiqués après, alors que toute la filière génitale est couverte de traumatismes et que les microbes ont déjà pu pénétrer. On devra aussi surveiller la réplétion de la vessie pour sonder s'il y a lieu.

Pendant cette période, on laissera la femme s'étendre, s'asseoir ou se promener.

Période d'expulsion. — Pendant cette période, on auscultera tous les 1/4 d'heures, et plus souvent si cela est nécessaire, les bruits du cœur du fœtus, de manière à pouvoir intervenir en temps opportun quand on craindra pour la vie de l'enfant.

A partir de la dilatation complète, la parturiente devra rester étendue sur son lit dans la position qu'elle préférera, mais, aussitôt que la tête paraîtra à la vulve chez les primipares et dès qu'elle sera dans son voisinage, chez la multipare, on fera mettre la femme en position obstétricale.

Dans la plupart des pays, on fait prendre la *position dorsale*, le siège est élevé à l'aide d'un coussin et les jambes fléchies et écartées. Deux personnes donnent la main à la parturiente pour lui fournir un point d'appui dans ses efforts.

L'accoucheur soutient le périnée et surveille la sortie de l'enfant, qui doit être aussi lente que possible. La lenteur du dégagement est la clef de l'intégrité maternelle.

Quand la tête est amenée au travers de l'orifice vulvaire, il faut engager vivement la femme à ne plus pousser malgré le besoin impérieux qu'elle en éprouve, ou à ne pousser que dans l'intervalle de deux contractions. C'est le seul moyen d'éviter les déchirures et d'autres accidents.

Au moment où l'anus se dilate, la femme éprouve le besoin d'aller à la garde-robe et demande parfois à se lever pour le satisfaire.

C'est une permission qu'il ne faut jamais accorder; on tranquillisera la parturiente en lui faisant comprendre que c'est un faux besoin.

Ligature du cordon et délivrance. — Nous nous occuperons dans le chapitre suivant de la délivrance; ici nous parlerons seulement de la ligature du cordon.

Il faut lier le cordon, car la simple section ne suffit pas; les chats et d'autres animaux mâchent simplement le cordon de leurs petits, mais dans l'espèce humaine la ligature est nécessaire, c'est ce qui est parfaitement démontré par les essais infructueux de certains accoucheurs.

Pour faire cette ligature, on se servira de gros fils ordinaires, qu'on enroulera deux ou trois fois autour du cordon à 4 centimètres de l'ombilic pour le bout fœtal et au niveau de la vulve pour le bout maternel.

Le moment favorable pour la ligature est le moment où l'on constate la cessation complète des battements des vaisseaux, c'est-à-dire cinq à dix minutes après l'accouchement.

Avant de terminer ce chapitre, je vous donnerai un léger aperçu des diverses positions prises pendant l'accouchement chez les différents peuples.

D'abord dans notre pays.

Dans quelques contrées du Midi, les femmes se tiennent sur les genoux et les mains.

Dans d'autres régions, comme en Bretagne, elles accouchent debout, les jambes écartées, le tronc fléchi en avant et les coudes et les mains appuyées sur le rebord du lit. Elles ne se couchent que pour la délivrance.

Les femmes du Gâtinais s'agenouillent devant le siège d'une chaise, et accouchent dans les cendres chaudes du foyer, où la sage-femme prend l'enfant, de là son nom de ramasseuse.

Dans le Morvan, beaucoup de femmes se tiennent debout pour accoucher, en s'appuyant contre le lit. Les douleurs se rapprochant et croissant en intensité, la femme écarte les jambes afin de faciliter les manœuvres de la sage-femme. Celle-ci tire le nouveau-né et le reçoit sur ses genoux où elle a étendu une vieille chemise du père. Ce point est essentiel. Tout autre lange serait dépourvu des vertus préservatrices dont est imprégnée la chemise paternelle.

Dans certaines contrées de la Hollande il existe des personnes qui font le métier délicat de tenir sur leurs genoux pendant la durée du travail, la femme en mal d'enfant.

En Russie les Finnoises accouchent aussi volontiers sur les genoux de leurs maris; mais, dès que le travail devient laborieux, elles se pendent par les mains à une barrière en croix, et impriment à leurs corps des secousses répétées pour faciliter la sortie de l'enfant.

Les femmes Tartares restent agenouillées pendant toute la durée du travail; on les roule à terre comme un baril si l'accouchement tarde trop à se faire.

Les Mongoles préfèrent accoucher sur les genoux de leurs maris. Chez les Kalmouks qui errent sur la frontière russo-chinoise, les femmes, pendant la période d'expulsion, s'accroupissent sur les talons, au milieu de la tente, à une perche verticale. Pendant ce temps une aide, placée derrière, leur masse fortement le ventre.

Cette femme est parfois remplacée par un vigoureux jeune homme que le mari nourrit gratuitement et héberge dans sa tente pendant le temps nécessaire, en échange du service qu'il est appelé à rendre. Dès le début des douleurs, il s'assied par terre, prend la femme sur ses genoux, lui presse et lui frotte l'abdomen de haut en bas. Si la couche devient laborieuse, une ou deux femmes montent sur les épaules de la patiente pour lui imprimer des secousses vigoureuses.

En Afrique, dans le district de Madi, la femme, aussitôt le travail commencé, marche des heures entières. Pendant ce temps, des amies vont planter en terre des pieux et établir un lit de sable sur lequel elle s'étend, et, pressant avec les pieds au point d'appui sur les deux pieux, pendant qu'avec les bras elle serre ses genoux, elle redouble ses efforts, aidée par une autre femme qui lui soutient le dos.

Le sable se moule autour du corps, et il supporte le périnée.

Quelquefois, quand la femme ne peut

être assistée par plusieurs amies, on lui fait un tas de sable contre lequel elle s'adosse, et elle reste dans la même position jusqu'à la naissance de l'enfant, prenant de temps en temps quelques gorgées d'une infusion de semences de millet.

Dans la tribu de Longo, quand le travail est laborieux, on place la parturiente sur le ventre, puis on la retourne sur le dos, on la presse, on la pétrit de tous côtés, jusqu'à l'expulsion du fœtus.

Les Hottentotes accouchent à terre sur une natte qui est enterrée aussitôt après la délivrance.

Au Loango, dans les couches laborieuses, la patiente s'étend sur le ventre et une femme monte sur son dos qu'elle piétine avec force. Si ce procédé barbare échoue, on la prend par les quatre membres et on pose sa tête sur les genoux d'une femme accroupie qui bâillonne énergiquement la bouche et le nez. Pendant que la malheureuse se débat pour respirer, elle fait des efforts violents qui semblent activer l'accouchement et passent comme le dernier mot de l'art.

En Géorgie, on prend deux chaises, l'une debout et l'autre retournée, le dossier de la seconde portant sur le siège de la première, le mari s'assied à califourchon et la femme s'étend sur sa poitrine.

Au Pérou, les femmes accouchent sur les genoux de leur maris.

Chez les Iroquois, les femmes se suspendent au cou de leur mari, et la sage-femme reçoit l'enfant derrière la patiente (1).

La conclusion de tout ce qui précède, c'est que la position naturelle de la femme en travail dans la première période d'expulsion, c'est le décubitus dorsal.

____

(1) Witkowski, Histoire des accouchements chez tous les peuples.

CHAPITRE II

Délivrance

La délivrance est normale ou anormale, elle est dite *naturelle* quand elle est abandonnée aux seules forces de la nature, *favorisée* quand on aide la sortie des annexes par l'expression ou les tractions, *artificielle* quand on est forcé d'intervenir à l'aide des mains ou des instruments.

La délivrance se fait en trois temps :

Premier temps. — Décollement des annexes.

Deuxième temps. — Expulsion utérine.

Troisième temps. — Expulsion vaginale.

Décollement des annexes. — Deux théories sont invoquées pour expliquer ce décollement. La théorie sanguine et la théorie musculaire. D'après la théorie sanguine, un épanchement se produirait entre le placenta et l'utérus, déchirerait aussi les liens qui unissent ces deux organes.

D'après la théorie musculaire, le muscle utérin jouerait le principal rôle, c'est lui qui, par ses contractions et sa rétraction, amènerait le décollement et chasserait les annexes dans le vagin.

D'après la première théorie, l'hémorragie est indispensable, et d'après la seconde elle n'est qu'accessoire et peut même faire défaut.

Expulsion utérine. — Le placenta

décollé tombe sur le cercle utérin et poussé par la contraction et la rétraction utérines, il franchit petit à petit le cercle utérin ainsi que le canal qui y fait suite, entraînant les membranes qui se retournent au fur et à mesure de sa descente. Les tractions et l'expression faites par l'accoucheur complètent le décollement des membranes commencé par l'action de l'utérus.

Expulsion vaginale. — Quand le placenta est complètement tombé dans le vagin, la femme éprouve un vague besoin de pousser ; sous l'influence de quelques efforts d'expulsion, le placenta progresse vers la vulve, apparaît à cet orifice et le franchit bientôt, entraînant à sa suite les membranes.

La délivrance normale dure de quelques minutes à une heure, en moyenne une demi-heure. Une délivrance qui dure plus d'une heure est anormale et peut être dite pathologique.

Conduite à tenir. — **Il existe quatre méthodes :**

1° L'expectative ;
2° La traction ;
3° L'expression ;
4° La méthode mixte : traction et expression.

L'expectative est une méthode heureusement abandonnée, car, non seulement le médecin ne pourrait pas toujours attendre quelques heures, mais il est du plus grand intérêt pour la femme d'activer cette délivrance, pour lui permettre le repos après l'avoir changée et mise au sec.

Le principe de la méthode de traction consiste à aider la sortie des annexes de l'œuf par des tractions exécutées sur le cordon. Son origine est ancienne, car

Hippocrate, en suspendant un poids au cordon, obéissait à ce principe. On doit tirer quand le placenta est tombé dans le vagin et jamais pendant le décollement. On saisit le cordon avec un linge sec et en cherchant à l'amener au dehors par une traction douce.

Au lieu de tirer, on a pensé qu'il était préférable de pousser, c'est ainsi qu'est venue l'idée de la méthode d'expression. On ne touche plus au cordon. Quelques instants après la sortie du fœtus, quand revient la contraction utérine, on saisit l'utérus à pleine main, et on le serre comme une éponge qu'on voudrait débarrasser du liquide qu'elle contient.

La méthode mixte est la plus recommandable. Tant que le placenta n'est pas décollé, on se contente de placer une main sur le fond de l'utérus pour aider sa rétraction par de légères frictions, en exerçant des tractions douces dans la direction du périnée, c'est-à-dire en arrière, pendant que de l'autre main on exprime l'utérus à travers la paroi abdominale. Il ne faut pas oublier qu'on ne fait que seconder l'action de l'utérus, et que, par conséquent, *on doit aider et non violenter.*

Quand le placenta est sorti, tout en continuant à tenir l'utérus, on le laisse reposer sur le plan du lit ou dans un vase placé pour le recevoir, et on attire les membranes qui, progressivement et sans secousse, arrivent au dehors. Cette sortie doit être particulièrement lente, car la moindre impatience ou brusquerie à ce moment suffit à déchirer ces membranes et à favoriser leur rétention.

Après la délivrance, il est bon de continuer pendant quelques instants les frictions sur le fond de l'utérus dans le but de surveiller la rétraction et de prévenir l'inertie, source si fréquente d'hémorragies sérieuses.

CHAPITRE III

Postpartum

On appelle ainsi la période qui succède immédiatement à l'évacuation de l'utérus. Cette période dure environ trois mois, car, après le retour des règles qui surviennent un mois et demi après l'accouchement, l'utérus n'est pas encore complètement revenu à l'état normal, il exige pour cela un trimestre en général. L'utérus exige donc une année entière pour créer un être.

C'est pendant cette période que l'on redoute le plus la septicémie puerpérale, parce que toutes les blessures de l'accouchement sont autant de portes ouvertes aux microbes.

La *lactation* est la dernière période de la puerpéralité. Pendant cette période, la vie féminine se concentre dans le fonctionnement de la glande mammaire. Les organes génitaux se reposent pendant ce temps, et ce calme survenant après l'orage est particulièrement favorable au rétablissement complet de ces organes fatigués.

Modifications de l'organisme de la mère. — Pour revenir à l'état normal, les organes de la femme subissent de nouveaux changements.

La vulve répare ses déchirures. Le vagin se raccourcit et se rétrécit.

Pendant la première semaine, l'utérus qui, après la délivrance, est encore un peu au-dessus de l'ombilic, descend de un centimètre environ par vingt-quatre heures.

Pendant la deuxième semaine, la descente est plus lente ; à la fin de cette semaine le fond de l'utérus est à sept ou huit centimètres au-dessus de la symphyse pubienne et, à partir de ce moment jusqu'au retour de couches, l'organe diminue presque insensiblement d'un jour à l'autre. Enfin, après cette période surviennent les modifications histologiques (atrophie des fibres musculaires et reconstitution de la muqueuse utérine).

Deux phénomènes importants se manifestent pendant le postpartum, ce sont les tranchées ou coliques utérines et les lochies.

Tranchées. — Ces coliques sont analogues à celles qui se produisent pendant le travail. La douleur est leur principal symptôme, mais elle est moins intense que pendant l'accouchement.

Pendant la douleur, l'utérus se durcit,

et à la fin de la contraction un petit flot de sang ou de liquide lochial s'écoule le plus souvent par la vulve.

On ne confondra pas ces tranchées avec les coliques hépatiques ou néphrétiques. Elles diffèrent de la péritonite et de la métrite par l'absence de fièvre et par les douleurs intermittentes qui accompagnent le durcissement de l'utérus.

Les tranchées sont symptomatiques ou idiopathiques.

On les dit symptomatiques quand elles sont causées par la présence dans l'utérus d'un caillot sanguin, d'un fragment de membrane du placenta ou d'un débris quelconque, l'utérus se contracte douloureusement pour accoucher de ce corps étranger. On dit idiopathiques celles où la cavité utérine est absolument vide et ne contient que les mucosités normales à cette période de la puerpéralité. On ne sait pas bien pourquoi les primipares sont moins sujettes aux tranchées que les multipares.

La compression exercée par la vessie et le rectum plein augmentent la douleur, d'où l'indication de faire l'évacuation de ces organes.

La succion du mamelon les réveille à tel point que certaines femmes qui désirent nourrir se voient pour ce motif forcées d'y renoncer.

Les injections vaginales chaudes et les lavements opiacés (dix à quinze gouttes de laudanum de Sydenham) constituent le traitement le plus sûr.

Lochies. — Au XVIIe siècle, on les appelait prosaïquement *vidanges.*

Du premier au troisième jour, elles sont sanguines, du troisième au sixième jour, sanguinolentes, du sixième au neuvième jour, muco-purulentes. A partir du neuvième jour, l'écoulement doit être très faible.

On se défiera des lochies à couleur *purée de marrons, brique pilée, marc de café* et à *odeur cadavéreuse*. Ces lochies indiquent la septicémie au début.

Elles sont composées au début de sang, de leucocytes, de cellules épithéliales provenant de toute la surface génitale, de mucus, parfois de débris de membranes.

Les lochies sont parfois presque nulles, dans d'autres cas elles sont très abondantes, surtout dans leur période sanguine.

Le massage utérin et les cataplasmes chauds, les injections vaginales chaudes, constituent la meilleure médication quand cet écoulement se prolonge.

En tous cas la femme ne doit se lever qu'après cessation complète de l'écoulement sanguin.

Modification du système urinaire. — Dans les premiers jours du part, il y a polyurie. On trouve souvent du sucre dans l'urine, c'est surtout dans les cas où il y a une entrave à la sécrétion du lait; il semble que le sucre doive s'éliminer, soit par le lait, soit par l'urine.

Parfois il y a rétention d'urine. C'est un accident auquel on doit veiller avec soin, il est dû à ce que pendant l'accouchement, la vessie, très comprimée, reste paralysée où parexiée pendant les premiers jours du postpartum.

Modification de la respiration et de la circulation. — Le nombre des pulsations cardiaques peut tomber jusqu'à 35 par minutes.

Ce ralentissement se produit peu après l'accouchement et dure de huit à douze jours, avec interruption momentanée vers le troisième jour quand se fait la montée du lait. On ne connaît pas bien les causes de ce ralentissement.

Enfin, après l'accouchement, la femme est fatiguée, et malgré cette fatigue, elle ne repose que deux ou trois heures à cause de l'excitation produite sur le système nerveux par le travail. Très souvent, après la délivrance, la femme a, pendant quelques minutes, un frisson sans fièvre, bien entendu ; c'est un phénomène purement nerveux et sans importance aucune.

L'appétit renaît très vite après l'accouchement, à moins de complications, mais il faudra prendre de préférence des aliments légers.

On combattra la constipation par des lavements huileux chez les femmes qui doivent allaiter et en faisant prendre un purgatif le lendemain de la montée du lait aux femmes qui n'allaitent pas. Le moment favorable est ordinairement le quatrième jour.

Une chose très importante pendant toute la durée du postpartum, consiste à prendre la température de la malade. Le thermomètre ne doit pas atteindre 38°. Quand il atteint ce chiffre c'est qu'il existe une complication.

Antisepsie génitale pendant le post partum. — Elle consiste dans les injections vaginales et les toilettes vulvaires. Les injections ne sont pas indispensables pendant cette période, si l'antisepsie a été soigneusement faite pendant la grossesse et pendant l'accouchement. S'il faut y recourir, on se servira d'une solution phéniquée, boriquée ou au bichlorure à 1 pour 3 ou 4,000.

On se servira de solutions semblables pour la toilette vulvaire.

On évitera autant que possible de se servir d'éponges qui, bien souvent ne sont pas suffisamment aseptiques, comme le vieux linge ou la ouate salicilée.

Pendant la première quinzaine qui suit l'accouchement, on restera au lit. Les trois ou quatre premiers jours on gardera le décubitus dorsal, et ce n'est qu'à la fin de la deuxième semaine qu'il sera permis de se lever une heure, puis deux, puis trois. A la fin de la troisième semaine seulement, la femme pourra quitter la chambre pour circuler dans son appartement. Enfin, au bout d'un mois, il pourra être permis de faire une première sortie en plein air.

Le retour de couches, qui n'est autre chose que le rétablissement de la menstruation, survient généralement à la fin de la sixième semaine, il est prudent de garder le lit au moins pendant les deux premiers jours. Nous délaisserons un instant la mère pour nous occuper de l'enfant.

Enfant. — Les deux premiers jours la balance indiquera que le nouveau-né diminue de 100 grammes environ. Cette perte sera rapidement compensée, car on devra constater qu'à la fin de la première semaine, l'enfant est revenu au chiffre marqué le jour de sa naissance.

L'enfant augmente ce poids chaque jour dans les proportions suivantes, pendant la première année.

Il augmente de 25 grammes par jour pendant le premier trimestre ;

De 20 grammes pendant le deuxième :
De 15 grammes pendant le troisième ;
De 10 grammes pendant le quatrième.

Au bout de six mois complets, l'enfant a *un peu plus que doublé*, et à la fin de la première année il a *un peu plus que triplé*.

Un enfant qui, à la fin de son année, pèse 10 kilos, est un enfant *au-dessus* de la moyenne.

La chute du cordon a lieu en moyenne du troisième au sixième jour, mais elle peut être retardée et n'avoir lieu que du dixième au quinzième jour. C'est ordinairement sans importance, de même qu'une petite ulcération, qui siège au niveau de l'ombilic, persiste pendant plusieurs jours et nécessite simplement un pansement au tannin ou à la poudre de salol.

Dentition. — Les dents de lait sont les seules qui nous intéressent.

Les dents de lait sont au nombre de 20, tandis que les permanentes sont au nombre de 32.

Les dents de lait apparaissent dans l'ordre suivant :

Incisives moyennes, 4 vers six mois ;
—   latérales, 4 vers neuf mois :

Premières petites molaires, 4 vers douze mois ;

Deuxièmes petites molaires, 4 vers dix-huit mois.

Toutes les dents de la mâchoire inférieure sortent avant les correspondantes de la supérieure.

Il y a une exception pour les incisives latérales, où l'ordre est inverse.

Les dates d'apparition des dents sont très variables. Il n'est pas rare de les voir avant ou après six mois, mais il est exceptionnel d'en voir à la naissance.

Louis XIV et Mirabeau sont les exemples les plus célèbres de cette anomalie.

Dents d'enfance. — Elles sont au nombre de quatre et apparaissent ordinairement vers cinq ans. Ce sont les premières grosses molaires.

Dents de remplacement. — Au nombre de vingt; elles succèdent aux dents de lait et apparaissent dans l'ordre suivant :

Les incisives médianes à huit ans;
Les incisives latérales à neuf ans;
Les premières petites molaires à dix ans;
Les vingt petites molaires à onze ans;
Les canines à douze ans.

Dents d'adolescence. — Au nombre de quatre. Elles se montrent vers l'âge de treize ans; ce sont les deuxièmes grosses molaires.

Dents de sagesse ou de puberté. — Elles sont aussi au nombre de quatre; ce sont les troisièmes grosses molaires, qui apparaissent vers l'âge de dix-huit à vingt-cinq ans.

La dentition est pour l'enfant une cause de troubles digestifs; on ne devra donc pas le sevrer avant l'apparition des petites molaires et des canines, si cela est possible.

Digestion. — L'enfant suce le lait par un mouvement qui consiste à créer un vide entre la langue et la voûte du palais. Le lait vient s'accumuler dans ce vide avant d'être ingéré dans l'estomac pour y subir la digestion, qui se continue dans l'intestin, où se fait l'absorption.

Les selles du nouveau-né passent par trois phases différentes :

Pendant les trois premiers jours, l'enfant évacue un liquide verdâtre et sirupeux, formé par le méconium accumulé dans son intestin pendant la grossesse.

Le quatrième jour forme la période de transition, le méconium est mélangé à du lait digéré.

Enfin, dès le cinquième jour, le résidu du lait sera rendu sous forme de bouillie épaisse jaune-clair.

Le nombre des garde-robes chez le nouveau-né est de deux à quatre par vingt-quatre heures.

La peau de l'enfant passe aussi par trois phases successives.

D'abord l'air, auquel cette peau n'est pas habituée, joue le rôle de corps irritant, il s'ensuit une congestion assez vive qui constitue la phase rouge.

Le pigment sanguin déposé à la périphérie pendant la période congestive subit des modifications ; il devient plus ou moins jaune, ce qui donne à l'enfant la teinte ictérique.

Enfin, la troisième phase, ou *phase blanche*, est définitive, l'enfant prend peu à peu sa teinte normale.

On pourra, sans inconvénient, sortir l'enfant au bout de huit jours dans la saison chaude, au bout de quinze jours au printemps ou à l'automne, et au bout d'un mois pendant l'hiver, et de midi à deux heures seulement.

A moins d'épidémie de variole, on fera vacciner l'enfant à deux mois environ.

Allaitement. — Après la conception et pendant la grossesse, les lobes glandulaires prennent un développement notable, et l'épithélium sécrète un liquide constitué par les mêmes éléments que le lait, mais qui en diffère en ce qu'il est plus aqueux et en ce que les globules sont moins développés.

C'est un liquide jaunâtre, auquel on a

donné le nom de *colostrum*. Pendant toute la grossesse, la mamelle ne sécrète que du colostrum et en faible quantité.

La sécrétion lactée ne s'établit que quelques heures après l'accouchement; elle est précédée par le phénomène de la *montée du lait*. Cette montée se produit du deuxième au quatrième jour après la naissance de l'enfant. Elle est caractérisée pendant les douze premières heures environ par une congestion intense des seins, qui deviennent douloureux et tendus, puis la sécrétion lactée s'établit, la tension diminue, et si la femme allaite, la sécrétion continue d'une façon régulière.

La fièvre de lait n'existe pas, et la preuve en est que depuis les précautions antiseptiques, elle a disparu complètement. Cette fièvre n'était donc pas d'origine mammaire.

Il n'en est pas moins vrai que la montée du lait s'accompagne parfois de malaise, d'un léger mal de tête et d'une accélération du pouls.

Les maladies du cœur, des reins, la tuberculose, l'hystérie, l'anémie prononcée, la faiblesse, quelle que soit leur origine, constituent une contre-indication à l'allaitement.

Un mamelon plat ou ombiliqué rend l'allaitement difficile, parfois impossible. La femme fera une mauvaise, passable ou excellente nourrice, suivant l'importance du développement de la glande mammaire et l'abondance du colostrum.

Pendant tout le dernier mois, on fera des lotions quotidiennes sur le mamelon avec de l'eau-de-vie, on ne se contentera pas du simple contact de l'alcool, mais on frottera toute la surface du mamelon et surtout la base, de manière à enlever les coagula de matière sébacée ou de colostrum et à fortifier la peau par cette sorte de léger massage.

Durant les quinze derniers jours, on fera sur le mamelon des aspirations quotidiennes avec une téterelle, on imposera ainsi au bout de sein une sorte d'éducation qui le prépare d'avance à la succion de l'enfant. Ces différents moyens ne doivent être employés que dans le dernier mois, car ils exposent parfois à l'accouchement prématuré, dont l'inconvénient serait relativement faible s'il survenait pendant les quinze derniers jours.

Fréquence des tétées. — Une tétée normale doit durer de quinze à vingt minutes; moindre, elle indique un faible appétit chez l'enfant; plus grande, un manque de lait chez la mère.

Le premier jour, quatre à huit heures après l'accouchement, l'enfant prendra successivement les deux seins en une seule tétée.

Le deuxième jour, on donnera deux tétées des deux seins également.

Le troisième jour, trois tétées.

A partir du quatrième jour, on réglera autant que possible les tétées de la façon suivante :

Pendant les trois premiers mois, une tétée toutes les deux heures pendant le jour et toutes les quatre heures pendant la nuit.

Pendant les trois mois suivants, une tétée toutes les trois heures le jour et toutes les six heures la nuit.

Dans le second semestre, on donnera une tétée toutes les trois heures pendant la journée, et pendant la nuit une seule suffira. On fera bien de la supprimer peu à peu vers la fin de ce semestre.

Dans le cours du troisième semestre, une tétée toutes les trois heures; mais on remplacera deux ou trois de ces tétées par des aliments, tels que panades, potages lactés au sagou, etc. Suppression des tétées pendant la nuit.

Allaitement par une nourrice. — Les

unes allaitent l'enfant à domicile, sous la surveillance de la mère (nourrices sur lieu); les autres l'élèvent loin de sa famille.

Le premier mode d'allaitement, en dehors des ennuis nombreux que cause l'exigence des nourrices, est aussi bon que l'allaitement maternel; le second, au contraire, donne, sauf quelques exceptions, de mauvais résultats.

Le choix d'une nourrice ne peut être fait que par un médecin, lui seul étant capable de se prononcer sur la santé de la femme qu'on choisit.

La nourrice ne doit être examinée qu'au moment où elle sera prise, ou seulement quelques jours avant.

Pour un nouveau-né, il faut choisir une femme accouchée depuis deux mois au moins; pour un enfant plus âgé, une femme dont la date de l'accouchement se rapproche autant que possible de celui de la mère.

Les multipares sont préférables aux

primipares, parce qu'elles sont plus habituées aux soins à donner aux enfants, et parce que la sécrétion lactée est moins sujette à variation ou à cessation prématurée.

Chez une multipare, on aura en outre les renseignements fournis sur les allaitements antérieurs, qui pourront être d'un précieux guide.

La nourrice doit avoir autant que possible de 25 à 35 ans, ce qui ne veut pas dire qu'au delà de ces limites, et particulièrement en deça il n'en existe pas de bonnes.

Constitution robuste, teint brun plutôt que blond, caractère doux, mine avenante, dents au complet.

Les antécédents héréditaires seront soigneusement interrogés au point de vue de la tuberculose et de la folie.

Dans les antécédents personnels, on devra surtout rechercher la tuberculose et la syphilis. L'auscultation pour la tuberculose et l'examen de la gorge, des ganglions du cou, de l'aine, des organes génitaux, si on a quelques doutes et si la femme le permet, pour la syphilis, permettront d'être renseignés à leur égard.

L'auscultation du cœur et au besoin l'examen de l'urine indiqueront l'état du cœur et des reins.

L'enfant de la nourrice sera complètement déshabillé et examiné, surtout au niveau de la région génito-anale, pour voir s'il n'y a ni érythème (signe de mauvaise digestion), ni trace de syphilis.

Enfin, je termine par là, car c'est l'examen le plus important, on verra les seins : volume, conformation du mamelon, développement de la glande, quantité de lait.

Souvent le médecin est prié par les parents d'examiner le lait de la nourrice ou à l'œil nu, ou au microscope, etc., alors qu'il a été extrait dans une cuillère, il est même prié parfois de le goûter.

Ces différents moyens, qui séduisent l'esprit par leur apparence de précision, ne donnent pas de résultats sérieux en pratique ; aucun médecin n'y a recours à l'heure actuelle, sauf pour satisfaire la susceptibilité de certains clients.

Le lait ne se juge que par la femme elle-même, et par l'enfant qui en est le meilleur réactif.

Le régime de la nourrice devra se rapprocher autant que possible de celui auquel elle est habituée à la campagne ; éviter l'excès de viande, de boisson alcoolique et excitante, que les paysannes sont souvent heureuses de s'offrir à la ville.

La durée totale de l'allaitement peut être fixée en moyenne à 18 mois. On procédera donc au sevrage à peu près à cette époque. A la place des tétées on fera prendre un peu d'eau sucrée, puis bientôt de l'eau pure.

La femme qui sèvre n'a d'autre précaution à prendre que de recourir pendant quelques jours à des laxatifs, et d'exercer une légère compression sur les seins avec un bandage de corps (1).

(1) Auvard, *Traité pratique d'accouchement*.

CHAPITRE IV

Pathologie puerpérale

Maladies généralisées. — La *grippe* peut exceptionnellement amener l'avortement. — La *fièvre typhoïde* pout se montrer à une époque quelconque de la puerpéralité. Pendant la grossesse elle amène parfois l'expulsion prématurée. Le traitement est le même qu'au dehors de la grossesse. — La *scarlatine*, rare pendant la grossesse, est assez fréquente pendant le postpartum. — La *variole* survenant pendant la grossesse cause l'avortement ou l'accouchement prématuré, d'autant plus souvent qu'elle est plus grave. Tantôt le fœtus reste indemne et apte à contracter la maladie après la naissance, tantôt, sans porter de trace de la maladie de sa mère, il n'est plus apte à la contracter, il semble vacciné.

L'*érysipèle* amène souvent pendant la grossesse l'expulsion prématurée. Cette conséquence est grave, à cause de la parenté qui unit l'érysipèle à la septicémie puerpérale. Pendant le pospartum le pronostic de l'érysipèle est encore plus grave.

Scrofule et tuberculose. — La grossesse aggravant la scrofule prédispose à l'éclosion de la tuberculose. La plupart des phtisies sont fâcheusement influencées par la puerpéralité. D'autre part, la tuberculose trouble le développement de l'enfant, qui tantôt succombe dans l'utérus, tantôt naît débile et ne tarde pas à mourir avec des accidents convulsifs.

Eclampsie. — Cette maladie est caractérisée par une série d'accès convulsifs survenant à une période variable de la puerpéralité, le plus souvent au voisinage de l'accouchement. Les principaux signes prémonitoires sont :

1º La présence de l'albumine dans l'urine ;

2º Les troubles de la vue, fatigue, diplopie, cécité, etc. ;

3º La douleur au creux de l'estomac ;

4º La dyspnée qui résulte de l'insuffisance dans le fonctionnement des poumons.

Tels sont les signes qui font prévoir les crises, surtout pendant la grossesse, car ils manquent souvent quand la maladie se déclare pendant le travail ou le postpartum.

Un accès d'éclampsie se divise en qua-

tre périodes : *Invasion, tonisme, clonisme*
et *coma*.

L'invasion dure 1/2 minute, le front
se plisse et se déplisse, la pupille est at-
tirée en haut. Les ailes du nez sont fortement pincées, la bouche, agitée convul-
sivement, tantôt rit, tantôt pleure, puis
bientôt se dévie d'un côté, à gauche le
plus souvent.

La période tonique est un peu plus
longue, une minute environ. La tête est
rejetée en arrière, la respiration est suspendue, les bras sont collés au corps. La
respiration étant suspendue, la circulation se trouve entravée, aussi la face se
cyanose et devient effrayante.

La troisième période dure deux à trois
minutes et consiste dans des convulsions
cloniques qui envahissent tout le corps.

Enfin la malade, après cette période
d'agitation, tombe dans un sommeil co-
mateux qui peut durer quelques instants
seulement ou plusieurs heures.

On ne saurait confondre l'éclampsie

avec l'épilepsie ou avec l'hystérie, parce que dans l'épilepsie les accès ne sont pas aussi répétés et ne sont pas suivis d'un coma aussi profond et aussi prolongé, et enfin il n'y a pas d'albumine dans l'urine.

Quant à l'hystérie, elle ne s'accompagne pas d'une abolition complète des sens et de l'intelligence. Parfois la maladie se borne à un seul accès, mais bien souvent aussi on observe de 5 à 20 accès.

La gravité du pronostic dépend nécessairement du nombre des accès, de la température du corps et de l'époque de la puerpéralité. La maladie est plus bénigne pendant le postpartum que pendant la grossesse et le travail.

Les deux tiers des enfants succombent.

Traitement. — Le meilleur traitement *préventif* consiste dans le régime lacté, absolu, institué par le médecin, d'emblée ou graduellement. On continuera ce traitement tant qu'il y aura de l'albumine dans l'urine.

Si la malade ne peut supporter le régime lacté, on lui administrera des purgatifs légers, des bains, des diaphorétiques, etc. Une saignée de 300 à 500 grammes, au lieu des sangsues ou ventouses scarifiées dans la région lombaire.

Le traitement *curatif* consiste dans l'anesthésie, la saignée et la déplétion utérine, quand ce dernier moyen est franchement indiqué. Les lavements au chloral à haute dose constituent la meilleure médication. Comme complément, on fera respirer du chloroforme à dose suffisante pour maintenir la malade dans le calme. La digitale sera administrée comme diurétique, et les injections de chlorydrate de pilocarpine comme sudorifiques.

On veillera pendant les crises à éviter les morsures de la langue. Inutile d'ajouter que la malade ne devra pas être laissée seule un seul instant.

Fièvre puerpérale. — Le développement simultané de maladies chez un grand nombre de femmes en couches, surtout dans les maisons d'accouchement, avait déterminé les anciens médecins à admettre l'existence d'un agent contagieux miasmatique transmis par l'air. Mais il résulte de l'examen minutieux des épidémies de fièvre puerpérale données comme preuves, que ces maladies n'ont point pour origine un poison spécifique puerpéral transmis par l'air, mais sont occasionnées plutôt par une matière putride simple, transmise par les mains de l'accoucheur ou de la sage-femme, et ne se distinguent en rien de celle qui produit la septicémie à la suite des opérations chirurgicales; aussi la fièvre puerpérale n'est-elle autre chose qu'une septicémie puerpérale.

Outre la transmission du poison par des mains étrangères, la fièvre puerpérale peut aussi avoir pour cause la production de matière septique dans les or-

ganes de la génération des femmes en
couches elles-mêmes. Les symptômes de
la septicémie sont généraux, ils ont pour
origine l'introduction des substances
septiques dans le sang et consistent en
fièvre très considérable avec frisson ini-
tial, en prostration profonde et en délire.
Il y a aussi des symptômes locaux, qui
consistent en abcès utérins, paramétrite
et périmétrite, des thromboses des vaisseaux lymphatiques, etc.

Le pronostic est toujours grave.

Le traitement est en partie prophyla-
tique et consistera à empêcher la transmission et la résorption des matières
septiques par une grande propreté et des
injections désinfectantes dans les organes de la génération, surtout après les
accouchements laborieux. Contre la
fièvre et les symptômes locaux, on em-
ploiera les purgatifs, les bains chauds et
les cataplasmes chauds appliqués sur le
bas-ventre, enfin les toniques et les anti-
thermiques, alcool, injections sous-cuta-

nées d'éther, de caféine, le sulfate de quinine à haute dose et l'antipyrine.

Troubles de l'intelligence. — On observe parfois un délire passager pendant le travail, il est sans gravité et disparaît après l'accouchement. Il n'en est pas de même pendant les suites de couches, époque où l'on a vu apparaître une véritable folie qui, malheureusement, persiste quelquefois.

Varices. — Les varices débutent parfois pendant la grossesse, mais sont surtout marquées vers le milieu ou la fin. Les membres inférieurs en sont affectés, mais la vulve en est le siège de prédilection. Elles sont dues à la gêne de la circulation apportée par l'augmentation de volume de l'utérus et celle de la quantité de sang produit pendant la grossesse.

On constate l'affaissement de ces va-

rices quand l'enfant succombe. C'est là
un signe intéressant de la mort du fœtus.
Traitement : Repos horizontal et compression *très légère*.

Vomissements incoercibles. — Un
symptôme banal de la grossesse consiste
dans les vomissements; mais, quand
l'état général de la femme s'en ressent,
si l'affaiblissement et l'amaigrissement
surviennent, accompagnés de dégoût
pour toute sorte de nourriture, si la
bouche est sèche, l'haleine fétide et la
soif exagérée, le cas est grave et le médecin devra au plus vite en rechercher la
cause. Elle peut être d'origine génitale,
stomacale, intestinale, rénale, etc. On a
essayé un grand nombre de médications,
tantôt en vain, tantôt avec succès, il faudra donc essayer tour à tour les différents moyens préconisés.

Si le médecin découvre une maladie
causale, il dirigera une thérapeutique ap-

propriée, mais, s'il ne découvre pas une cause appréciable, il tâtonnera et essayera tour à tour l'action du régime lacté, des purgatifs, du bromure de potassium, du chloral en lavement, 2 ou 4 grammes par jour, des opiacés aux doses habituelles. On essayera aussi les excitants au moment du repas (Gouttes amères de Baumé). Enfin la pulvérisation d'éther sur le creux de l'estomac, ou bien des vésicatoires ou des sangsues sur cette même région. On a vu réussir des cautérisations du col, et des applications de belladone et de cocaïne sur cet organe.

CHAPITRE V

Coutumes singulières et idées superstitieuses.

(Extrait du savant et intéressant ouvrage du Dr Witkowski, *Histoire des accouchements chez tous les peuples*.)

Coutumes et croyances morvandelles. — M. de Maricourt a communiqué à la Société d'anthropologie une série de coutumes et de croyances observées aux environs d'Arleuf, canton de Château-Chinon : ces pratiques ont pour but de rendre le nouveau-né aussi heureux et aussi honnête homme que possible.

Quand les premières douleurs se font sentir, la femme, en attendant sa délivrance, doit boire un grand verre d'eau, afin que sortant de la vie intra-utérine pour entrer dans le monde, l'enfant s'y présente bien nettoyé. Dans la suite, il sera toujours propre et soigneux. La femme, qu'elle en ait envie ou non, avalera une forte soupe au lait pour que l'enfant soit à jamais préservé de la gourmandise. Aussitôt après l'accouchement, la sage-femme pose sous la langue de l'enfant une pièce d'argent, ce qui fera de lui un bon avocat, soit un homme à l'élocution assez facile et assez avisé pour n'être jamais dupé. Sur la langue, mettez un petit morceau de pomme cuite; il aura la voix claire, sera capable de chanter au lutrin, avantage précieux car :

> Un enfant de chœur
> N'est jamais voleur.

La sage-femme introduit et maintient dans la main de l'enfant, une pièce d'un centime (percée si faire se peut). Il ne sera, plus tard, ni avare ni prodigue.

Lorsque le morceau de cordon ombilical se détachera du ventre, la mère le recueillera et le mettra précieusement dans une boîte, pratique rappelant celle des musulmanes qui conservent le prépuce de leur enfant après la circoncision. Ce bout de cordon est destiné à plusieurs usages. Lorsque l'enfant commence à jouer avec un couteau ou des ciseaux, le premier objet qu'il coupera doit être ce même cordon ombilical. Je ne sais si c'est dans le but de le préserver des blessures à l'arme blanche. Il faut bien se garder de laisser taillader en menues pièces ce morceau de cordon. On ramassera le bout respecté par les ciseaux ou le couteau, parce que, lorsque arrivé à l'âge d'homme, le jeune paysan ira tirer au sort, s'il ne porte pas ce talisman dans son gilet, il risquera fort d'amener un mauvais numéro.

Si l'on taillait les ongles d'un enfant avant l'année révolue, il aurait les doigts *crochus*, c'est-à-dire serait avare et voleur.

Coutumes italiennes. — Autrefois, en Italie, on offrait des présents aux femmes en couches, sur des plateaux spéciaux. Un de ces plateaux, conservé dans la galerie du chevalier Artaud de Montor, représente sainte Elisabeth au moment où elle vient de mettre au jour saint Jean-Baptiste; outre le grand nombre de personnes occupées à servir la mère, trois femmes s'occupent de l'enfant; une fait des signes pour apaiser ses cris, une autre pince d'une espèce de guitare. Au bas du tableau est la date du 25 avril 1428. Derrière ce tableau est un enfant dans un bosquet d'orangers; autour est écrit :

Dieu fasse bien portante toute femme ou fille
Et ses parents...
Qu'elle soit quitte de douleurs et de périls.

L'enfant tient à la main un jouet du temps. A droite et à gauche les armoiries de deux familles distinguées de Florence. Ces anachronismes sont constamment reproduits dans les œuvres d'art

du moyen âge et servent de documents
pour étudier les mœurs de l'époque.

Ainsi la description que nous venons
de donner peut être considérée comme
la peinture d'une scène d'accouchement
chez une riche Florentine du xve siècle.

Le maillot avec bandelettes emprison-
nant tous les membres, que l'on voit figu-
rer sur plusieurs monuments anciens,
est encore en usage en Italie, surtout
dans le Sud et dans les pays monta-
gneux de la Péninsule.

A Florence, on employait un berceau,
appelé *urcuccio*, qui empêchait les enfants d'être étouffés et dont les nourrices
étaient obligées de se servir sous peine
d'excommunication. Cet instrument est
composé d'une pièce de bois demi-circulaire ou d'un chevet qui a un pied et un
pouce de diamètre ; à chaque côté est attaché une planche qui a trois pieds deux
pouces et demi de longueur.

Il y a à chacune de ces planches, vers
l'extrémité supérieure ou du côté du

dossier, un trou pour recevoir le téton de la nourrice, et ces deux planches sont arrêtées vers l'autre extrémité par un arc demi-circulaire de fer du sommet du chevet ou de la pièce de bois qui y est placée, et sur laquelle la nourrice peut s'appuyer lorsqu'elle donne à téter à l'enfant. On peut pendant l'hiver mettre en toute sûreté l'enfant sous les couvertures, sans craindre qu'il soit étouffé, etc.

Coutumes hollandaises. — En Hollande, comme ailleurs, les amis des deux sexes viennent rendre visite à l'accouchée ; comme ailleurs, on bavarde, mais plus qu'ailleurs, on boit ; chacun présente à la mère ainsi qu'au nouveau-né, un gobelet de vin du Rhin avec beaucoup de sucre et un bâton de cannelle. Cette cérémonie se renouvelle autant de fois que la malade reçoit de visites : elle s'appelle le *van-beckre*, c'est-à-dire le gobelet de l'accouchement.

Les visites à l'accouchée, en Belgique, donnaient lieu aussi à de fréquentes libations.

Coutumes, préjugés et pratiques superstitieuses particuliers à l'empire russe. — Les renseignements nous manquent sur la fréquence des avortements dans l'empire russe ; nous remarquerons seulement qu'en Russie plus qu'ailleurs ce crime serait injustifiable.

Nulle part, en effet, on n'observe une telle discrétion vis-à-vis des femmes enceintes, et le pays de l'absolutisme pourrait, sur ce point, servir de modèle à l'Europe libérale. L'entrée de la Maternité est gratuite à celles qui veulent y venir accoucher secrètement. Elles peuvent taire leur nom, entrer voilées ou masquées et conserver leur voile ou leur masque pendant toute la durée de leur séjour. On donne à chacune une chambre particulière, et la sage-femme seule est autorisée à y pénétrer. L'empereur Nicolas, qui visitait souvent les hôpitaux, respecta toujours cette consigne.

A Kasan et dans plusieurs villes importantes de la Russie d'Europe, quand le travail est laborieux, on a recours à la pratique du pot. Voici en quoi elle consiste. Dans une grande jatte en grès ayant une capacité de deux à trois litres, on jette un peu d'étoupe enflammée et on applique l'ouverture du vase sur le ventre de la femme. Cette ventouse d'un nouveau genre détermine souvent des brûlures très profondes.

En Sibérie, suivant Malthus, quand le travail a ralenti, un certain nombre d'hommes postés autour de la demeure de la femme, font à un signal donné, une décharge d'armes à feu qui effraye beaucoup la parturiente et passe pour activer la douleur.

Le comte de Gramont rapporte qu'en venant visiter une accouchée, en Russie, on doit lui glisser dans la main une pièce de monnaie, qui varie suivant la position de fortune du visiteur. Les personnes mariées sont seules assujetties à cet usage. Il parait qu'à Saint-Pétersbourg, cet impôt est aboli, mais qu'il est toujours prélevé à Moscou et dans la province.

Dans les chaumières des mougicks, les berceaux sont fixés au bout d'une longue perche, de façon qu'on berce les enfants de haut en bas.

En Finlande, le berceau est composé d'une petite caisse en bois suspendue au plafond et disposée à une distance du sol telle que la mère puisse donner le sein sans déranger l'enfant.

Chez les peuples d'Esthonie, quand un jeune homme a obtenu la main d'une fille, et qu'il se rend à l'église pour célébrer son union, il se garderait bien de monter une jument : sa femme ne donnerait naissance qu'à des filles. Dès que le fiancé arrive, on relâche la sangle du cheval de sa femme pour qu'elle ait des couches faciles.

. . . .

Dans la tribu des Samoyèdes, les femmes n'accusent aucune plainte en accouchant. Quand le contraire arrive, leurs maris les soupçonnent d'infidélité avec quelque étranger ; ils les battent pour leur faire avouer leur faute.

En Laponie, aussitôt après l'accouchement, on fait boire à la femme dé l'huile de baleine. On plonge l'enfant d'abord dans la neige, puis dans l'eau chaude. Comme les Lapons ne connaissent pas l'usage du linge, ils n'emmaillottent pas leurs enfants ; ils les enfouissent sans lange dans un berceau en forme de sabot rempli de mousse et de duvet. Cette sorte de nid est coquettement orné de fourrures aux nuances variées et de chaî-nettes de laiton terminées par des anneaux ou des plaquettes de même métal.

Quand la mère sort, elle emporte avec

elle, accroché sur son dos, ce précieux fardeau.

. . . .

Le voyageur Gmelin attribue aux Yakouts une coutume dégoûtante : aussitôt après l'accouchement, le père prend le placenta, le fait cuire et s'en régale avec ses parents et amis.

Au Kamtschatka, les femmes cherchent souvent par des conjurations et des herbes magiques à prévenir la conception : lorsqu'elles sont enceintes, plutôt que de supporter les incommodités de la grossesse et les douleurs de l'enfantement, elles se livrent aux mains des grossières sages-femmes qui les soumettent aux traitements les plus effrayants. Elles pétrissent le globe utérin avec leurs poings pour briser les membres du fœtus et en provoquer l'expulsion. Nous n'avons pas besoin d'ajouter que de pareilles tortures sont souvent suivies de mort de la mère.

Au même pays, dès qu'une femme est en travail, tous les habitants du village, prévenus par le mari, accourent pour assister à l'accouchement. La femme se délivre elle-même, coupe le cordon avec un caillou tranchant, le lie avec un fil d'ortie et jette le placenta aux chiens à moins sans doute qu'elle n'ait pour hôte quelque Yakout.

Coutumes indiennes. — Les Ghauts, donneraient à leurs nouveau-nés une véritable leçon de philosophie pratique, à peine nés, leurs enfants sont habitués à la dure vie qu'ils doivent mener. Dès le lendemain de leurs couches, obligées de se mettre à la recherche de leur nourriture, les femmes avant de s'éloigner de leur nouveau-né commencent par les allaiter; elles creusent en terre un trou qu'elles garnissent de feuilles de teck, feuilles si rudes, si revêtues d'aspérités qu'elles enlèvent l'épiderme et font couler le sang pour peu qu'on les manie sans précaution. Or, c'est sur cette couche que jusqu'au retour de la mère, c'est-à-dire jusqu'au soir, est déposé le petit être humain qui vient de naître à la vie et à la douleur. Dès le 1er ou 6e jour de sa naissance, on l'habitue à prendre des aliments solides, à se laisser laver tous les matins dans la rosée glacée qui baigne les plantes. Il est ainsi abandonné tous les jours seul et nu, exposé au soleil, au vent et à la pluie jusqu'à ce qu'il soit en état de marcher.

. . . .

Chez les Baniaux, à la naissance d'un enfant, la mère présente le sein au nouveau-né; s'il refuse de le prendre, il est exposé, et si ce refus persiste pendant 3 jours, il est jeté dans le Gange. Ils imposent le nom à leurs enfants 10 jours après la naissance. Un de leurs prêtres étale sur une nappe une certaine quantité de riz; sur ce riz on met le nouveau-né. Une douzaine d'autres enfants, prenant chacun un bout de cette nappe la secouent de toute leur force et font sau_

ter en même temps l'enfant et le riz sur
lequel il est couché. Après cette cérémonie ridicule, la sœur du nouveau-né s'il
en a une, lui donne le nom qu'elle juge à
propos.

Pratiques et usages annamites. —
Dès que la femme annamite sent son enfant remuer, elle s'empresse de l'annon-
cer avec la plus vive satisfaction à toutes
ses voisines, en disant à chaque mouvement du fœtus ; *cò cót* « il s'amuse en
se balançant. » Elle cherche aussitôt à
connaître le sexe de l'enfant qu'elle porte
dans son sein. Elle y parvient, raconte
Paul Lefebvre, au moyen de baguettes
cueillies sur un jeune bambousier auxquelles on adapte les pattes d'un coq ou
d'une poule offerte au sacrifice. Ces baguettes se fixent aux murs de la maison,
et, à certains signes caractéristiques,
l'enfant se trouve être mâle ou femelle.

Siam, Cambodge et Tonkin. — Après l'accouchement, la Siamoise se couche sur le côté, le ventre tourné vers un grand feu de bois. A quiconque la demande, on répond : *Elle est au feu.* De plus, pendant trois jours elle ne se soutient qu'avec des épices excitantes ; elle ne peut sortir que le trentième jour. C'est encore le décubitus latéral qu'elle prend de préférence pour donner le sein.

Au Cambodge, dès que la femme est accouchée, on plante devant la maison une longue perche, à l'extrémité de laquelle est attaché un bambou allumé. Si le côté enflammé regarde la maison, il indique la naissance d'un garçon ; s'il est tourné vers l'extérieur, ce qui est le cas le plus fréquent, puisqu'en extrême Orient il naît plus de filles que de garçons, il annonce une fille. La nouvelle accouchée ne peut reprendre ses occupations qu'à la fin de la semaine, jusque là c'est le mari qui se tiendra exclusivement aux soins du ménage.

A sa sortie, la première route de la femme est pour la pagode, où elle va rendre grâce à la divinité des accoucheurs. Avant son départ, son mari a la précaution de la peindre des pieds à la tête avec du safran afin de la préserver des refroidissements.

Au Tonkin, chez quelques peuples sauvages, à la naissance de l'enfant, on lui met plusieurs grains de riz dans la bouche en disant : *Si tu viens du diable, que le diable t'enlève, si tu viens du ciel, que le ciel te protège!* Ils étendent un filet près de la mère et de son enfant dans la crainte que le diable ne vienne enlever le nouveau-né. La mère ne reste que cinq ou six jours exposée à la chaleur du foyer, après quoi elle va se baigner à la rivière voisine.

FIN DU PREMIER VOLUME

TABLE DES MATIÈRES

Chapitre Ier

CHAPITRE II

CHAPITRE III

Chapitre IV

Chapitre V

Maisons-Laffitte. — Imprimerie J. Lucotte.

CATALOGUE
DES DIVERSES
PUBLICATIONS SCIENTIFIQUES

LA MÉDECINE UNIVERSELLE

JOURNAL HEBDOMADAIRE ILLUSTRÉ

16 pages de texte avec des gravures inédite

dans chaque numéro

10 centimes le Numéro

2 NUMÉROS PAR SEMAINE

Sujets traités dans le journal: la **Géné**
ration, l'**Onanisme**, les **Maladies véné**
riennes, la **Stérilité**, l'**Impuissance**, etc.
le **Choléra**, le **Croup**, la **Fièvre typhoïde**
la **Phtisie**, etc., etc.

LE PREMIER NUMÉRO EST GRATIS

On peut se procurer tous les numéros parus

LES MAISONS MAUDITES

La MAISON du BARBIER

PAR

LUDOVIC JOANNE

C'est l'histoire tragique de cette maison d'un barbier où l'on assassinait les voyageurs et qu'un arrêt du Parlement de Paris fit démolir avec défense, sous peine de mort, de rebâtir sur le terrain maudit.

10 Centimes la Livraison

50 CENTIMES LA SÉRIE

Un volume de 250 pages

PRIX : 3 FR. 50

L'ÉDUCATION

RECUEIL D'INSTRUCTION POPULAIRE

Contenant dans chaque numéro des Cours d'*Anglais*, d'*Allemand*, de *Mathématiques* et de *Comptabilité*.

PAR

MM. **FEUILLIÉ**, professeur agrégé d'allemand au Lycée Janson de Sailly.

FOUGERON, professeur agrégé d'anglais au Collège Rollin.

BUISSON, professeur agrégé de mathématiques à l'Ecole J.-B. Say.

CLAPERON, professeur de comptabilité à l'Ecole des Hautes Etudes commerciales, à l'Ecole coloniale, à l'Ecole J.-B. Say, au Collège Chaptal.

Les Cours peuvent être séparés et former des volumes indépendants les uns des autres ; ces Cours finis seront suivis d'autres Cours.

---

50 CENTIMES LE NUMÉRO

Numéro spécimen : 10 Centimes

AVEC DÉTAILS POUR LA SOUSCRIPTION

ROMANS

D'ARTAGNAN

GRAND ROMAN HISTORIQUE

Complétant la période de la vie du célèbre mousquetaire, qui s'étend entre la *Jeunesse des Mousquetaires* et *Vingt ans après*, d'Alexandre Dumas.

PAR

Paul MAHALIN

10 Centimes la Livraison

50 Centimes la Série

Un volume de 400 pages orné de magnifiques Gravures

PRIX : 5 FRANCS

LES ORGANES GÉNITAUX

et leurs fonctions

PAR

le Docteur Th. DEBRAY

Cet ouvrage comprend 40 séries à *50 centimes*, vendues sous couvertures fermées. Chaque série renferme une gravure hors texte, *en couleur*, qui ne peut être séparée de l'ouvrage, ni mise à l'étalage.

On peut se procurer l'ouvrage par séries ou en volume, au prix de *20 francs*.

PREMIER NUMÉRO, PAR EXCEPTION, 10 CENT.

L'AMOUR DANS LE MARIAGE

PAR

le Dr Michel VILLEMONT

Cet ouvrage n'est vendu que par séries, à *50 centimes*, sous couvertures fermées. Gravure hors texte dans chaque série.

PREMIER NUMÉRO, PAR EXCEPTION, 10 CENT.

L'AMOUR CONJUGAL

PAR

Le Dr Michel VILLEMONT

50 centimes la Série

L'ouvrage comprend 26 séries que l'on peut acheter ensemble ou séparément ou en un volume du prix de 13 francs.

L'ouvrage n'est vendu que sous couvertures fermées.

Chaque série contient une gravure hors texte.

La publication en livraisons de cet ouvrage a été interdite

PREMIER NUMÉRO : 10 CENTIMES

Les Secrets de la Génération

PAR

Le Dr Michel VILLEMONT

Cet ouvrage est vendu en livraisons à 10 centimes et en séries à 50 centimes. Une collection de gravures hors texte est vendue séparément.

Bibliothèque d'Hygiène des deux Sexes
à 25 centimes le volume

La *Bibliothèque d'hygiène des deux sexes* comprendra 5o volumes dont les titres suivent :

	Vol.
La Génération	1
L'Amour conjugal	2
Hygiène des deux sexes	1
L'Onanisme	1
La Blennorrhagie	1
Syphilis	1
Mariage	1
L'Accouchement	3
L'Impuissance	1
La Stérilité	2
La Nymphomanie	1
Les Fraudes génésiques	1
Hygiène de la femme en couches	1
Hygiène des nouveau-nés	1
Maladies des femmes	1
Hygiène de la beauté	1
La Pédérastie	1
Le Tribadisme	1
L'Onanisme chez la femme	1
Médecine des passions	1
Hygiène de la puberté	1
Hygiène des adultes	1
Hygiène de l'âge critique	1

	Vol.
Hygiène des professions	2
Le Satyriasis	1
La Fécondation naturelle	1
La Fécondation artificielle	1
La Grossesse	1
Hygiène de la femme enceinte	1
La Prostitution	4
Les attentats aux mœurs	1
La Syphilis dans le mariage	1
La Syphilis chez les nouveau-nés	1
La Virginité	1
La Défloration	1
Instruments d'accouchement	1
Anatomie des organes génitaux	1
L'Hérédité	1
Les Tempéraments	1
Les Hystériques	2
Hygiène de l'homme	2

Il paraît un volume par semaine : **25** centimes

Souscription à la Collection complète envoyée franco : **15 francs**

www.ingramcontent.com/pod-product-compliance
Lightning Source LLC
LaVergne TN
LVHW021838170726
843503LV00003B/988